Décou... ...la

VITAMINE D

La vitamine du soleil

*Un régulateur de **l'immunité***
*Une arme contre **l'ostéoporose***
*La vitamine du **bonheur***

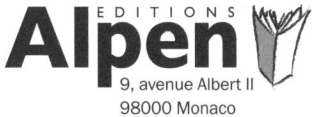

EDITIONS
Alpen
9, avenue Albert II
98000 Monaco

Estelle Lefevre, sage-femme de métier, de formation médicale, journaliste et auteur d'ouvrages sur le bien-être, la nutrition et la santé.

Pour la présente Édition
© 2016, Alpen Éditions
9, avenue Albert II
MC - 98000 MONACO
Tél. : 00377 97 77 62 10
Fax : 00377 97 77 62 11

Direction :
Christophe Didierlaurent
Responsable éditoriale :
Fabienne Desmarets
Mise en page et infographie :
Stéphane Falaschi

Dépôt légal : 2016
ISBN13 : 978-2-35934-426-4

Imprimé en Union Européenne

AVERTISSEMENT

Les informations contenues dans ce livre ne peuvent pas remplacer un avis autorisé. Avant toute automédication, consultez un médecin ou un pharmacien qualifié.

Estelle Lefevre

Découvrez les vertus de la

VITAMINE D

La vitamine du soleil

Un régulateur de **l'immunité**
Une arme contre **l'ostéoporose**
La vitamine du **bonheur**

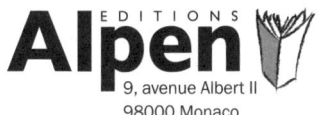

EDITIONS
Alpen
9, avenue Albert II
98000 Monaco

Introduction

La vitamine D, utile des os à la peau

Les vertus de la vitamine D ne cessent de se multiplier. Selon les dernières découvertes, elle serait utile dans le traitement des plus grandes maladies de notre siècle.

Il serait réducteur de limiter le rôle de la vitamine D au contrôle de l'assimilation du calcium et à la minéralisation du squelette. On lui connaît depuis longtemps des bénéfices dans le traitement et la prévention du rachitisme, une maladie qui entraînait des déformations osseuses chez les enfants. La supplémentation systématique des nourrissons a d'ailleurs fait quasiment disparaître cette maladie. Sa participation à la bonne minéralisation des os en fait également un traitement essentiel des ostéomalacies (l'identique du rachitisme chez l'adulte) et de l'ostéoporose.

Depuis peu, on lui reconnaît bien d'autres effets bénéfiques dans la prévention de certains cancers, de maladies auto-immunes et mentales. De nouvelles fonctions ont été récemment identifiées : elle est un régulateur des sécrétions hormonales, un facteur de différenciation cellulaire et un modulateur des systèmes de défense de l'organisme.

Selon les études publiées aux États-Unis, au Canada, en Suisse ou en Angleterre, la vitamine D joue un rôle important dans le maintien de notre bonne santé. Pourtant, nous serions très nombreux à en manquer. En effet, les spécialistes tirent la sonnette d'alarme : nous serions un milliard sur la planète à souffrir d'un déficit en vitamine D. Une carence qui s'installe au fil des années selon notre lieu d'habitation, nos habitudes de vie et notre alimentation, et qui se manifeste parfois sous la forme d'une banale fatigue, de symptômes dépressifs ou de douleurs musculaires, avant de s'aggraver, entraînant alors des fractures ou des chutes par faiblesse musculaire.

Et vous, connaissez-vous votre statut en vitamine D ? Faites-vous partie des personnes à risque de carence ?

Et où la trouver ?

SOMMAIRE

LA VITAMINE D
DANS TOUS SES ÉTATS

CHAPITRE 1

Vitamine du soleil

La vitamine D porte bien son surnom ! A la fois vitamine et prohormone, la vitamine D est vitale pour la santé des os et des dents car elle joue un rôle essentiel dans le métabolisme du calcium dans l'organisme.

Elle permet une meilleure absorption du calcium au niveau intestinal tout en limitant son élimination par les urines. Elle participe à la déposition et au retrait du calcium des os, selon les besoins de notre organisme.

La vitamine D (ou calciférol) est un nutriment complexe qui se compose d'un ensemble de substances graisseuses dites liposolubles (solubles dans un corps gras) nommées provitamines D, avec parmi elles l'ergocalciférol (D2, la forme végétale) et le cholécalciférol (D3, la forme animale).

Par différentes réactions, l'organisme les transforme en partie en calcitriol (sous forme hormonale), composé responsable de la majorité des effets bénéfiques.

La synthèse
La vitamine D ne fut synthétisée qu'en 1952, par R.B. Woodward à Harward. Ce scientifique reçu un prix Nobel en 1965 pour ses travaux.

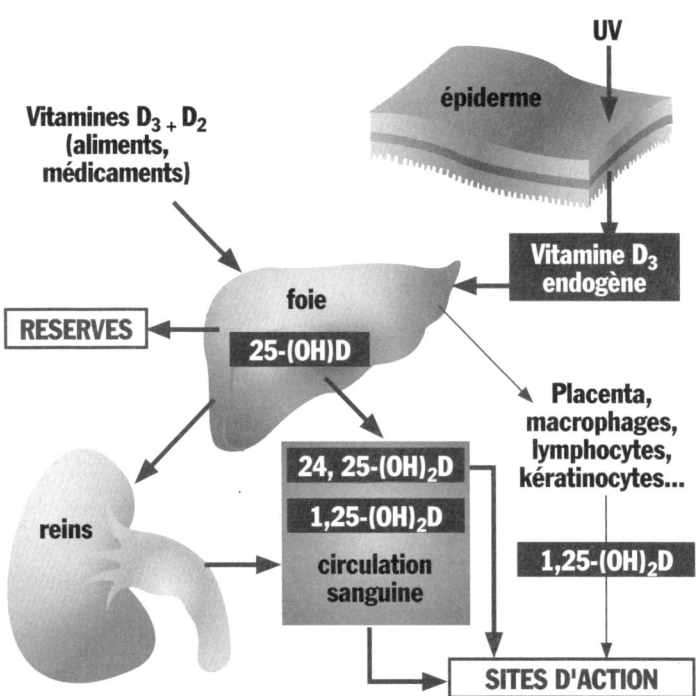

Drôle de vitamine !

La vitamine D n'est pas une vitamine comme les autres. En effet, notre organisme puise ses besoins en vitamine D soit par notre alimentation, soit par l'exposition au soleil. Rappelons que les autres vitamines sont toutes apportées par l'alimentation car l'organisme ne peut pas les fabriquer.

Ainsi, sous l'effet des rayons ultraviolets du soleil, on produit de la vitamine D3 (le cholécalciférol) à partir du cholestérol présent normalement dans l'organisme, qui est ensuite transporté et métabolisé au niveau du foie en 25-hydroxycholécalciférol, puis au rein où il prendra sa forme active de 1.25 dihydroxycholécalciférol.

On parle de « vitamine du soleil » et de « vitamine antirachitique » car le rachitisme, caractérisé par un trouble de la croissance, est dû à une carence en calciférol. C'est pourquoi, depuis plusieurs années, tous les laits pour nourrissons sont enrichis en vitamine D et les bébés nourris au sein supplémentés.

Un peu d'histoire...

Lors de la révolution industrielle du début du 20ième siècle, Londres fut frappé par une épidémie de rachitisme en 1918.

Edward Mellanby démontra à cette époque que cette épidémie, était due à des carences nutritionnelles. En 1920 on découvre que l'huile de foie de morue enraye cette maladie. Puis, en 1924, deux chercheurs américains, démontrent que la lumière du soleil est source de vitamine D.

Aujourd'hui, on attribue l'épidémie de rachitisme qui frappa Londres à l'épais brouillard recouvrant la ville à cette époque, empêchant aux londonniens de bénéficier des rayons UV du soleil.

Êtes-vous en manque ?

**Peut-être êtes-vous carencés en vitamine D sans le savoir.
Faites le point.**

Selon l'étude Suvimax, nous sommes nombreux à
ne pas absorber suffisamment de vitamine D : une
femme sur sept et un homme sur huit en manque-
raient.

Et vous, où en êtes-vous ?

Pour vérifier que vous n'êtes pas en carence, vous
pouvez évaluer vos réserves en vitamine D par une
simple prise de sang et une évaluation de votre taux
de vitamine D3.

Le taux idéal est de 30 à 50ng/ml (ou, selon les labo-
ratoires, de 75 à 125 nmol/l). Vous pouvez aussi
faire une estimation de vos risques en réalisant vous-
même un bilan.

Zoom sur votre alimentation

Si vous êtes végétalien (régime sans viande, ni
poisson, ni œufs, ni produits laitiers) ou adepte des
régimes amaigrissants à base de produits à 0% de
matières grasses (sans beurre ni fromage et seule-
ment très peu de poissons gras type saumon, sardine,
thon, etc.), vous vous exposez au risque de carence
en vitamine D.

Vous vivez dans le Nord

Les personnes vivant dans le nord de la France et dans les pays peu ensoleillés ont davantage de difficultés à se constituer des réserves en vitamine D.

Vous êtes citadin

Sous nos latitudes nord, 75% des citadins souffrent d'une carence en vitamine D. En cause : l'insuffisance du rayonnement solaire, la pollution des villes et la moindre exposition au soleil.

Vous vivez à l'ombre

On a observé que certaines personnes âgées souffrant d'un trouble de la marche et résidant au 5ème étage d'un immeuble exposé au nord (sur cour et sans fenêtre capable laisser passer les U.V.) étaient carencées en vitamine D. De même que des adultes travaillant sans possibilité de voir le jour avaient des taux sanguins de vitamine D très faibles.

Des étapes à risques de la vie

Nos besoins en vitamine D évoluent tout le long de notre vie. Les nourrissons, les enfants de moins de 3 ans, les femmes enceintes et allaitantes et les personnes âgées ne sortant pas assez et dont la peau synthétise moins bien le rayonnement solaire doivent consommer deux fois plus de vitamine D que le reste de la population. Ces différentes situations nécessitent donc une supplémentation.

Vous êtes en surpoids

Les obèses ont moins de vitamine D circulant dans le sang car celle-ci a tendance à se stocker dans les graisses. Perdre du poids est la première mesure durable à prendre pour améliorer vos réserves. En attendant d'atteindre un IMC satisfaisant, une supplémentation se révèle utile.

SU. VI. MAX.

SU.VI.MAX (SUpplémentation en VItamines et Minéraux Anti-oXydants) est une étude lancée le 11 octobre 1994 en vue de constituer un source d'informations sur la consommation alimentaire des français et leur état de santé. L'étude a été menée par Serge Hercberg, directeur de l'unité Inserm Epidémiologie nutritionnelle.

Pendant 8 ans à partir de mars 1994, 13 017 hommes et femmes de 35 à 60 ans ont absorbé chaque jour des doses nutritionnelles de vitamines et minéraux antioxydants sous forme de capsule. La moitié d'entre eux prenait un placebo. Cette étude a été menée en double aveugle, c'est-à-dire que ni les médecins ni les sujets n'étaient informés de ce que contenait la capsule qui leur était donnée.

Les conclusions ont été rendues officiellement au début de l'été 2003 et ont démontré l'importance du rôle des anti-oxydants dans la prévention des cancers, notamment chez les hommes. Aucun effet n'a été démontré pour les femmes. L'explication avancée est qu'elles étaient moins carencées en anti-oxydants avant l'étude que les hommes. C'est en partie à partir de cette étude que le message de santé public "mangez au moins cinq fruits et légumes par jour" a émané.

Carence ou malabsorption ?

Déterminer l'origine de votre déficit en vitamine D permet d'adapter au mieux le traitement.

La carence en vitamine D peut avoir deux origines : soit un apport insuffisant (alimentaire ou solaire) soit un problème d'absorption. Pour le savoir, lors de l'analyse, le laboratoire vous fait absorber une dose massive de calciférol.

En cas de malabsorption, le taux sanguin augmente beaucoup moins que si le déficit en vitamine D est dû à des apports faibles.

On peut également doser la DBP, protéine de transport de la vitamine D, qui est diminuée dans l'insuffisance hépatique (responsable d'un défaut de synthèse) et dans le syndrome néphrotique (responsable d'une fuite de la vitamine par les urines).

Des maladies en cause

Certaines pathologies peuvent être responsables d'une carence en vitamine D : les maladies digestives (gastro-intestinales, biliaires ou pancréatiques), l'insuffisance hépatique ou rénale, l'hypoparathyroïdie, certaines tumeurs ou encore des maladies héréditaires du métabolisme de la vitamine D. La dialyse, l'alcoolisme chronique et certains médicaments peuvent aussi être en cause.

Des signes de carence

Chez l'adulte, un déficit en vitamine D peut se traduire par une fatigue importante, des troubles musculaires, des crampes à répétition, des paresthésies (fourmillements), une sensation d'insécurité à la marche, des sensations de brûlure dans la bouche et la gorge.

Il pourrait aussi favoriser les douleurs osseuses et musculaires, évoquant la fibromyalgie.

Lorsque l'os se déminéralise, la personne carencée présente facilement des fractures, en particulier au niveau des extrémités des os longs comme le fémur. Chez l'enfant, le déficit en vitamine D est responsable de rachitisme caractérisé par des déformations osseuses.

Repérer ses ennemis

Certains médicaments et aliments peuvent perturber le métabolisme de la vitamine D.
Si vous souffrez d'une carence en vitamine D ou si vous êtes à risque d'ostéoporose, veillez à ne pas consommer certains produits.

• Des médicaments sur la sellette*
Les barbituriques et d'autres anticonvulsivants, ainsi que la rifampicine, un antituberculeux, peuvent par des transformations biochimiques augmenter la

dégradation de la vitamine D. Sachez par ailleurs que ces traitements pourraient également réduire l'absorption du calcium au niveau de la muqueuse intestinale.

À l'inverse, les contraceptifs oraux augmentent discrètement le taux de 1,25(OH)2D, une forme de vitamine D. Avec pour conséquence des signes de surdosage généralement sans gravité mais gênants tels que nausées et fatigue.

• Des aliments à contrôler
La principale interaction alimentaire concerne les apports en calcium. Des apports bas en calcium facilitent les signes de carence en vitamine D alors que des apports élevés déclenchent des manifestations de surdosage.

Attention également à l'acide phytique contenu dans des aliments comme le levain (utilisé dans la fabrication de certains pains) ou la levure en générale, ainsi que les céréales complètes.

La bonne dose de calcium

Lorsqu'on ne consomme pas suffisamment de calcium, on accélère l'utilisation des réserves en vitamine D. Votre alimentation doit apporter un minimum de 400mg de calcium par jour. En deçà, vous vous exposez à une carence en vitamine D.

Voir fin du livre tableau 1 pour la liste complète des médicaments qui affectent la vitamine D

Plusieurs catégories de population touchées

En France comme en Inde, la carence en vitamine D touche certaines catégories de la population. La carence en vitamine D résulte le plus souvent de l'association de deux facteurs : une diminution de la synthèse par l'organisme et des apports alimentaires insuffisants. La principale source est la synthèse cutanée par ensoleillement. La vitamine D d'origine alimentaire est accessoire. Toutefois elle prend toute son importance en cas de manque d'ensoleillement car elle peut pallier cette carence.

Dans les pays en voie de développement

La principale cause de carence en vitamine D est ici le plus souvent un manque d'exposition solaire associé à une insuffisance des apports alimentaires.

Elle touche alors préférentiellement les enfants en période de croissance rapide et les femmes enceintes ou allaitantes (car l'allaitement entraîne une augmentation des pertes). Ceci explique que l'ostéoporose atteigne plus particulièrement les femmes qui ont eu plus de trois enfants. La carence en vitamine D est rare en Afrique tropicale car les populations s'exposent à l'important ensoleillement.

En revanche, le rachitisme est fréquent en Afrique du Nord, au Moyen-Orient, en Inde, en Chine du Nord et en Amérique du Sud. De même, l'ostéoporose chez les femmes sévit dans la plupart de ces pays car elles sortent peu et avec des vêtements très couvrants.

Dans les pays industrialisés

Contrairement à ce que l'on pourrait croire, elle n'est pas exceptionnelle. On la rencontre dans certaines situations pathologiques, mais les principales causes sont le manque d'ensoleillement et les malabsorptions.

Chez les enfants

• Chez l'enfant jusqu'à deux ans.
Si les apports en vitamine D sont insuffisants, les nourrissons et les jeunes enfants sont d'autant plus exposés au risque de carence qu'ils sont en phase de croissance rapide et que leurs besoins en vitamine D sont augmentés.

• L'ensoleillement joue un rôle déterminant.
Le rachitisme est en effet plus fréquent dans les pays les moins ensoleillés, dans les villes et en hiver. Grâce à la supplémentation systématique des nourrissons, cette maladie a quasiment disparu, tout au moins dans sa forme grave. Les enfants les plus à risque sont ceux qui ne reçoivent pas de supplémentation, surtout s'ils ont la peau très pigmentée.

• Les prématurés.
Ils ont plus de risques que les enfants nés à terme de souffrir d'un déficit en vitamine D.

Chez les femmes enceintes et allaitantes

La maternité et l'allaitement sont deux périodes à risque de carence en vitamine D. Différentes études montrent que les femmes enceintes vivant en France et accouchant à la fin de l'hiver présentent une baisse des réserves en vitamine D pendant le dernier trimestre de la grossesse.

• La bonne dose :

Les besoins de la femme enceinte ou allaitante dépassent les 400 UI/jour. L'alimentation en apporte entre 100 et 200, l'exposition au rayonnement solaire au moins une heure par jour en apporte encore quelques centaines… pour atteindre les 400. Le complément peut être apporté par la supplémentation, à raison de 400 UI supplémentaire par jour durant toute la grossesse, ou de 1000 UI/jour durant le dernier trimestre de la grossesse, ou encore d'une prise unique de 100 000 UI au 6ème mois de grossesse. Elle se présente sous forme de gouttes (stérogyl, uvedose…) ou encore sous forme de gélules d'huile de foie de morue.

• Du gras au menu :

Pour couvrir une partie des besoins, on peut manger du poisson gras au moins 3 fois par semaine, des fruits oléagineux tels que noisettes, noix et amandes, ces dernières étant particulièrement intéressantes chez les femmes enceintes et allaitantes car riches en oméga-3, calcium et protéines. Les oméga-3 constituent une graisse bénéfique aux jeunes mamans en ayant un effet régulateur sur l'humeur, préventif sur le baby blues.

Du cholestérol bien utile !

Sans cholestérol, pas de vitamine D ! Sans en abuser, arrêtez de diaboliser ce gras qui a du bon ! L'excès de cholestérol fait partie, avec le tabagisme, le surpoids et la sédentarité, des principaux ennemis de nos artères et de notre système cardio-vasculaire.

Pourtant, le cholestérol est aussi indispensable au bon fonctionnement de notre organisme. Il entre dans la composition de nombreuses hormones, permet la fabrication de sels biliaires nécessaires à la digestion et, sous l'effet des rayons ultraviolets, se transforme en vitamine D.

Quelques règles à suivre pour ne profiter que de ses bénéfices

Manger moins gras

Idéalement, le taux de graisses de notre alimentation ne devrait pas dépasser 35%, voire 25 à 30%. Pour réduire au quotidien l'apport de graisses, pensez aux matières grasses allégées à 40% mg, à la crème fraîche à 15% mg (ou à la crème végétale de soja ou d'amandes) et aux sauces salade allégées. Privilégiez par ailleurs les cuissons à la vapeur, à l'étuvée, au gril ou en papillote. Aromates, fines herbes et épices peuvent relever les goûts sans apporter de graisses. Attention aussi aux graisses cachées dans les viennoiseries, biscuits et autres gourmandises souvent bien grasses.

Réduire les graisses saturées

En excès dans l'alimentation, elles augmentent le taux de mauvais cholestérol (LDL). Pour limiter leur consommation, n'abusez pas du beurre, de la crème fraîche, des fromages, du lait entier, des charcuteries, des viandes grasses ainsi que des huiles de coprah ou de palme.

Méfiez-vous aussi des acides gras « trans » provenant surtout des graisses végétales industriellement hydrogénées, présents dans de nombreux aliments préparés (biscuits, plats tout prêts, viennoiseries…).

Limiter le cholestérol alimentaire

L'alimentation ne devrait pas en apporter plus de 300mg par jour. Pour ne pas dépasser cette dose, préférez les laitages allégés, mangez davantage de poisson et moins de viande, que vous pouvez remplacer régulièrement par du tofu.

Contentez-vous de 3 œufs entiers par semaine (le blanc peut être consommé en plus grande quantité car il est dépourvu de graisses) et d'abats une seule fois par semaine.

Augmenter les acides gras insaturés

Contrairement aux acides gras saturés, les acides gras insaturés protègent le système cardiovasculaire en abaissant le taux de mauvais cholestérol et en augmentant le bon. Chaque jour, prévoyez aux repas de l'huile d'olive ou d'arachide pour l'acide oléique, de l'huile de colza, de noix ou de lin pour les oméga-3 et de l'huile de tournesol, de pépins de raisin ou de soja pour les oméga-6.

Les poissons gras des mers froides sont aussi de bonnes sources d'oméga-3, ainsi que les noix, les amandes et les graines de lin (à consommer moulues).

Les bons taux

Cholestérol total : moins de 2g/l
Cholestérol LDL (mauvais cholestérol) : moins de 1.6g/l
Cholestérol HDL (bon cholestérol) : plus de 0.35g/l

CHAPITRE 2

LES BIENFAITS DE LA VITAMINE D

La vitamine qui fait grandir

Même si elle n'était pas savoureuse, elle avait du bon, la cuillerée d'huile de foie de morue que nos grand-mères nous faisaient avaler de force !

Il y a quelques années, l'huile de foie de morue, très riche en vitamine D, était présente dans toutes les armoires à pharmacie familiales. Il y avait une bonne raison à cela. Elle était utilisée pour lutter contre le rachitisme.

Cette maladie due à une carence en vitamine D se caractérise par des retards du développement moteur et de la croissance des enfants. Le rachitisme apparaît entre six mois et deux ans et se manifeste d'abord par un défaut de fermeture et de soudure des fontanelles, un ramollissement de l'os occipital (situé en arrière à la base du crâne) et des bosses frontales.

Puis des déformations au niveau du thorax peuvent apparaître. Après 12 mois, les manifestations touchent les membres. Des sortes de bosses apparaissent au niveau des poignets et des chevilles, les membres inférieurs s'incurvent et se cassent facilement. L'enfant chute souvent car il souffre aussi d'une faiblesse musculaire. Tétanie, diminution de la sensibilité et convulsions peuvent aussi survenir. Il présente également des troubles du sommeil. Le diagnostic est confirmé avec la radiologie : le squelette osseux paraît plus transparent.

Une supplémentation systématique.

Depuis quelques années, les médecins ont mis en place une supplémentation systématique en vitamine D des femmes enceintes au 6ème mois de grossesse et des nourrissons jusqu'à l'âge de 2 ans à raison de 400 à 1000 UI par jour.

Après deux ans et jusqu'à 4-5 ans, elle peut n'être que ponctuelle, notamment en hiver, d'octobre à mi-avril si on habite au nord de la France. Au-delà de cet âge, elle est moins justifiée et dépend du contexte. Elle peut en effet se révéler nécessaire pour les adolescents ayant la peau foncée, ou suivant des régimes particuliers de type végétarien, végétalien, ou encore souffrant de maladies augmentant les risques de carence en vitamine D. La consommation d'aliments enrichis constitue un complément intéressant mais dans tous les cas, insuffisant.

Apports conseillés en vitamine D (en microgrammes par jour)	
Nourrissons	20·25
Enfants de 1 à 3 ans	10
Enfants de 4 à 6 ans	5
Enfants de 7 à 9 ans	5
Enfants de 10 à 12 ans	5
Adolescents de 13 à 15 ans	5
Adolescentes de 13 à 15 ans	5
Adolescents de 15 à 19 ans	5
Femme enceinte	10
Femme allaitante	10

Un cœur mieux protégé

La vitamine D est bonne pour les os mais aussi pour le cœur ! Elle pourrait prévenir les maladies cardiovasculaires.

On constate depuis longtemps un lien entre l'ostéoporose et le risque cardiovasculaire. En effet, une carence sévère peut doubler le risque d'accident cardiaque ou cérébral, notamment chez les personnes hypertendues.

Une étude montre que des personnes souffrant d'hypertension qui s'exposent régulièrement au soleil voient leur pression artérielle baisser en même temps qu'augmente leur taux sanguin de vitamine D. Une autre étude montrait qu'une supplémentation en vitamine D est également bénéfique chez les personnes atteintes de tachycardie, en entraînant une diminution du pouls.

Des artères plus souples

Selon les différentes études, la vitamine D préserverait la souplesse des vaisseaux sanguins en inhibant la prolifération des fibres musculaires constituant leur paroi et en s'opposant à la calcification responsable de leur rigidité. Elle abaisserait également la production de substances inflammatoires tout en augmentant celle de substances s'opposant à l'inflammation.

Les minéraux toniques cardiaques !

Certains minéraux participent au bon fonctionnement du système cardiovasulaire.

• Le calcium

Différentes études ont montré que le calcium en quantité suffisante dans l'organisme pouvait prévenir les maladies cardiovasculaires. Il participe en effet à la coagulation sanguine et à la régulation du rythme cardiaque.

Veillez donc à en consommer entre 1000 et 1200 mg par jour, surtout celui provenant du lait et de ses dérivés, plus efficace que celui des produits végétaux.

Il pourrait faciliter la destruction des graisses et, de par cet effet, participer à la perte de poids indispensable lorsque l'on souhaite garder son cœur en bonne santé.

• Le potassium

Il agit sur le rythme cardiaque et aide à diminuer la tension artérielle.

Pour couvrir vos besoins (3 g par jour), mangez des fruits et des légumes tous les jours (fenouil, pommes de terre et fruits rouges en sont particulièrement riches), des légumes secs régulièrement ainsi que des fruits secs (dattes, abricots, bananes).

• Le magnésium

Il régule le rythme cardiaque et lutte contre le stress, à l'origine de nombreux accidents cardiaques.

Pour couvrir vos besoins (350mg par jour), consommez chaque jour des fruits, des légumes et du pain, et régulièrement des fruits oléagineux (noix, noisettes, amandes…), du chocolat, des légumes secs, des céréales et des fruits de mer (bulots, bigorneaux).

• Le sélénium

Ce puissant antioxydant diminue les risques de maladies cardiovasculaires en s'opposant au vieillissement prématuré des cellules, à l'hypertension artérielle et l'agrégation plaquettaire.

Vos besoins sont de 75 microgrammes par jour et peuvent être couverts par la consommation de poisson, de crustacés, de viande, d'abats, de céréales complètes et de noix, principalement du Brésil. Le sélénium est aussi présent en petite quantité dans les œufs et les produits laitiers.

Les mesures de prévention

• Faire un bilan annuel à partir de 40 ans avec prise de la tension artérielle, dosage du sucre du cholestérol et des triglycérides dans le sang.

• Manger Méditerranéen avec beaucoup de poisson, des légumes et des fruits, de l'huile d'olive, de l'ail, des céréales complètes et un verre de vin rouge par jour.

• Pratiquer une activité physique régulière, soit 30 minutes de marche chaque jour, soit 3 heures par semaine.

Gare au sodium

Attention au sel ou chlorure de sodium. En excès, il peut favoriser chez les personnes sensibles au sodium l'apparition de l'hypertension artérielle. Il se cache dans de nombreux plats préparés et dans certaines eaux minérales.

Une arme contre l'ostéoporose

Cette maladie touche plus de trois millions de femmes. Pourtant la prévention est efficace !

Les os sont vivants, ils sont en perpétuel renouvellement avec une construction de nouveaux tissus et une destruction des vieux. Il faut environ deux à trois mois pour qu'un os se renouvelle entièrement.

Et c'est à 35 ans que la masse osseuse a atteint son pic maximal. Après 40 ans, la masse osseuse tend à décliner naturellement de 1% à 2% par an.

Cette perte osseuse s'accélère de façon importante chez la femme durant les dix années qui suivent la ménopause en raison de la chute de production des hormones œstrogènes. Chez l'homme, la perte osseuse est plus progressive et expose aux risques de fractures un peu plus tardivement, à partir de 65 ans.

Un mal silencieux

Souvent la perte osseuse ne se manifeste par aucun symptôme. On en prend connaissance à l'occasion d'une fracture des os de la hanche, des poignets ou d'une vertèbre. Parfois, on peut constater une diminution de la taille (de 4 cm voire davantage) qui est due à un affaissement des vertèbres et qui s'accompagne fréquemment de douleurs intenses du dos.

Pour évaluer sa masse osseuse, on peut demander à réaliser une ostéodensitométrie. Cet examen est une sorte de radio des os parfaitement indolore.

Des médicaments utiles

Divers traitements peuvent être mis en place en cas de déminéralisation osseuse ou lorsque l'on présente un risque de fracture. En comprimés ou en injections (trimestrielles ou annuelles), le médecin peut prescrire différents médicaments.

Le raloxifène qui mime l'effet des œstrogènes sur les os sans augmenter les risques de cancer du sein. Les biphosphonates se fixent sur les os pour s'opposer à la destruction osseuse et favoriser la reconstruction.

Le tériparatide, réservé aux formes sévères d'ostéoporose, régule le taux de calcium dans le sang et accélère la formation de l'os.

Le ranélate de strontium se fixe sur l'os pour stimuler sa reconstruction tout en bloquant sa destruction. Le traitement hormonal substitutif compense la carence en œstrogènes et atténue ainsi la déminéralisation. Sa prescription dépend des risques cardiovasculaires et du cancer du sein.

Calcium + vitamine D

Pour traiter l'ostéoporose, le médecin prescrit du calcium mais aussi de la vitamine D qui en facilite la fixation dans les os. Cette supplémentation est essentielle pour guérir de la maladie mais aussi pour la prévenir.

C'est en tout cas ce que montre une étude publiée en juin 2009 : l'apport de vitamine D permet de réduire de 20% le risque de fracture après 65 ans. Selon les recommandations françaises, la supplémentation en vitamine D des personnes de plus 65 ans doit être de 400 à 600 UI par jour. Cet apport semble insuffisant pour de nombreux spécialistes mondiaux.

En effet, selon l'analyse de plusieurs études, la prévention des fractures (de la hanche ou autres, hormis des vertèbres) n'est possible que lorsque la supplémentation est de 800 UI par jour. Il faut que l'organisme puisse compter sur un minimum de 75nmol/l de vitamine D3 présent dans le sérum sanguin pour assurer la bonne solidité des os. Or cette concentration est impossible en hiver en France, si on ne prend pas des suppléments de vitamine D ou de l'huile de foie de morue.

Une amie des champs

En complément, faites des cures de prêle des champs, riche en silice, qui facilite la fixation du calcium dans les os. En infusion ou en gélules, elle peut être utilisée en prévention ou en traitement de l'ostéoporose et des fractures, associée au calcium.

Sacré calcium !

Sans vitamine D, pas de calcium ! Pourtant, mieux vaut ne pas en manquer. Ce minéral nous rend bien des services et pas qu'au niveau des os !

En représentant 2% du poids corporel dont 99% se trouve concentré dans les os et les dents, le calcium est le minéral le plus abondant dans l'organisme. Nos capacités d'absorption varient selon l'âge : plus on est jeune plus elle est élevée. Les Africains et les Asiatiques l'absorberaient mieux que les personnes de race blanche. Une alimentation plus ou moins riche en vitamine D, en bore, en magnésium et en protéines influe également sur son absorption. Les personnes consommant beaucoup de protéines animales auraient par ailleurs des besoins plus élevés en calcium.

Aliments riches en calcium, en ordre décroissant de teneur :

• produits laitiers (lait, fromages, yogourt) ;
• poissons, surtout en conserve (avec leurs arêtes) ;
• boissons de soya enrichies en calcium ;
• graines oléagineuses (tournesol, sésame, etc.) ;
• légumineuses ; noix ;
• légumes verts (persil, pissenlit, cresson, épinard, fenouil, brocoli, haricot vert, chou vert, rhubarbe, etc.) ;
• de nombreux fruits (cassis, orange, groseille, mûre, rhubarbe, par exemple).

Des besoins variables

De 0 à 8 ans, les besoins varient de 200mg à 800mg, de 9 à 18 ans ils sont de 1 300 mg, pour redescendre à 1 000mg jusqu'à 50 ans et augmenter ensuite à 1 200mg.

Pour prévenir et traiter l'ostéoporose, il est conseillé de consommer 700mg à 1 200mg de calcium par jour, toujours associé à de la vitamine D, indispensable à son absorption et son utilisation par l'organisme.

L'apport de ces nutriments doit être continu car la concentration osseuse s'épuise rapidement dès qu'on arrête d'en consommer.

Que de vertus !

Si la bonne minéralisation des os et des dents constitue la fonction la plus connue du calcium, ce sel minéral peut aider à traiter de nombreuses affections.

Des études montrent qu'il peut soulager les symptômes du syndrome prémenstruel, notamment la dépression, la rétention d'eau et les douleurs.

Il constituerait également une bonne prévention du cancer colorectal ainsi que de l'apparition des polypes intestinaux.

Sa consommation régulière associée à un régime pourrait aider à maigrir. Les résultats sont meilleurs avec le calcium issu des produits laitiers plutôt que sous forme de complément alimentaire. Antihypertensif, il participe à la régulation du rythme cardiaque et à la coagulation sanguine. Une carence perturbe par ailleurs les contractions musculaires et favorise les crampes.

Attention à l'acide phytique !

Présent dans les fruits oléagineux (amandes, noisettes, noix…), les légumineuses et les céréales complètes, l'acide phytique (ou phytates) gêne l'assimilation du calcium. Évitez d'en consommer avec des aliments riches en calcium (produits laitiers entre autres) ou des compléments alimentaires de type minéraux et oligo-éléments. On peut aussi réduire la teneur des aliments en phytates en faisant griller les céréales et les fruits oléagineux,ou en faisant tremper, avant cuisson, les légumineuses et les céréales.

Apport quotidien suffisant en calcium

Âge	Quantité
de 0 à 6 mois	210 mg
de 7 à 12 mois	270 mg
de 1 à 3 ans	500 mg
de 4 à 8 ans	800 mg
de 9 à 18 ans	1 300 mg (1,3 g)
de 19 à 50 ans	1 000 mg (1 g)
50 ans et plus	1 200 mg (1,2 g)

Pour un équilibre phosphore/calcium

Vitamine D, calcium, phosphore constituent le trio indissociable pour préserver notre équilibre minéral.

Vous mangez du fromage, des yaourts et du lait et pourtant, les analyses biologiques révèlent une carence en calcium. Avec pour conséquence des crampes, des spasmes musculaires et une fragilité osseuse. En fait, vous ne le fixez pas. Et la cause peut être une carence en vitamine D. En effet, la vitamine D joue un rôle capital dans le métabolisme phospho-calcique.

Elle facilite l'absorption du calcium au niveau de l'intestin, elle mobilise le calcium ainsi que le phosphore pour permettre une bonne minéralisation du tissu osseux et enfin, elle pourrait augmenter la réabsorption du calcium au niveau du rein. On constate que vitamine D, calcium et phosphore sont indissociables pour que l'on ne manque ni de l'un ni de l'autre.

Du calcium !

On doit en consommer au moins 400mg par jour, voire davantage selon les périodes de la vie. Après 50 ans, par exemple, nos besoins sont de 1 gramme par jour, soit l'équivalent de deux yaourts entiers, plus 100g d'amandes et 200g de cresson. La grossesse est aussi une période fragile où les carences peuvent avoir des effets à long terme sur l'état des os des femmes. Vigilance aussi au moment de l'adolescence. Il est en effet important de veiller aux apports en calcium et vitamine D chez les adolescents en pleine croissance, qui mettent en place leur capital osseux. Dans vos assiettes, on le trouve dans les produits laitiers.

Celui du comté ou de l'emmenthal est le plus facilement disponible pour l'organisme. On le trouve aussi dans les sardines (surtout les arêtes), l'avoine, le tofu (fabriqué avec du sulfate de calcium), le tahin (purée de sésame), les graines de sésame, les amandes, les légumes à feuilles vertes (persil, cresson, brocolis), la rhubarbe, le lait de soja enrichi en calcium, les noix du Brésil et les figues.

Dans votre armoire à pharmacie, il se présente sous la forme de poudre d'os, d'huîtres moulues ou encore de corail fossilisé. Des suppléments de synthèse se composent de carbonates de calcium ou de calciums chélatés (le calcium est associé à un acide organique comme du citrate, du lactate, de l'aspartate ou un acide aminé).

Ces calciums chélatés seraient mieux absorbés que les autres sels de calcium car leur absorption est moins influencée par l'acidité gastrique, ce qui en fait une forme privilégiée pour les personnes âgées, dont le taux d'acide gastrique est faible.

Prenez de petites doses à la fois : elles permettent une meilleure absorption. En pratique : répartissez votre traitement quotidien en deux ou trois prises.

Du phosphore, mais pas trop!

L'équilibre entre les apports de calcium et de phosphore est important pour assurer leur bonne utilisation par l'organisme, notamment au niveau osseux. Nos besoins quotidiens varient avec l'âge : 360mg chez le petit enfant, 1 250mg chez l'adolescent de 9 à 18 ans et 800mg chez l'adulte.

Mais ils ne doivent pas excéder 2 500mg par jour car un excès peut favoriser une ostéoporose : le phosphore mobilise tout le calcium pour être assimilé, ce qui retentit sur la minéralisation osseuse. Ainsi une assiette de légumes secs ou 90g de comté couvrent 100% de nos besoins, une tranche de foie de veau ou 2 poignées de fruits oléagineux 50% et 2 verres de lait ou 2 jaunes d'œufs 25%.

Une dose de zinc

Cet oligo-élément participe à la robustesse des os en favorisant l'absorption du calcium. On le trouve dans les œufs, dans les fruits de mer (notamment les huîtres), les noix du brésil, les amandes et les céréales complètes (seigle, riz sauvage, orge mondé...)

La vitamine du sourire

**Dépression chronique ou déprime à chaque début d'hiver…
Pensez à faire une cure de vitamine D.**

Derrière le petit coup de blues ou la dépression plus sévère se cache parfois un déficit en vitamine D. Si cela est le cas, une supplémentation peut vous aider à revoir la vie en rose.

Un dérèglement hormonal

Des chercheurs ont constaté que le manque de vitamine D pouvait entraîner une production excessive d'hormone parathyroïde. Or, la suractivité des glandes parathyroïdes s'accompagne souvent de symptômes dépressifs.

Par ailleurs la carence en vitamine D fait baisser la sécrétion de sérotonine, un neurotransmetteur participant à la régulation de notre humeur. Pour retrouver le moral et l'enthousiasme, une cure en hiver de vitamine D ou une exposition d'une vingtaine de minutes au soleil au moins trois fois par semaine pourrait suffire !

Un bilan en automne

De novembre à janvier, 3 à 6% de la population vivant dans le nord se plaint de dépression saisonnière. Selon des chercheurs canadiens, cette maladie pourrait être évitée par une supplémentation en vitamine D. D'ailleurs, il suffit que les premiers rayons de soleil du printemps arrivent pour que le sourire revienne. Si ceux-ci nous apportent la lumière, ils stimulent aussi la synthèse de vitamine D.

Les personnes qui s'exposent peu ou pas au soleil et souffrent de dépression saisonnière devraient vérifier à chaque automne leur taux sanguin de vitamine D, ou plus précisément leur taux de 25 hydroxycholecalciférol. Si celui-ci est inférieur à 20 nanogrammes par litre, une supplémentation d'au moins 600 UI par jour permettra d'améliorer leur bien-être psychologique.

Des compléments naturels

Les vitamines du groupe B sont également impliquées dans le maintien en bonne santé de notre moral. En cas de tendance dépressive, veillez à consommer quotidiennement des aliments particulièrement riches en vitamines B6, B12 et B9 (ou folates) que l'on trouve en grande quantité dans les légumineuses, les légumes à feuilles vertes et les betteraves. Le sélénium, naturellement présent dans le germe de blé, les huîtres et les brocolis, est également nécessaire à notre bonne humeur.

De même que le magnésium (puisé dans le chocolat noir, les céréales complètes, les légumes secs et les produits laitiers) et la vitamine C, pour son effet dynamisant.

La nourriture du cerveau

Parmi les différents nutriments nécessaires au bon fonctionnement de notre cerveau, la vitamine D s'impose !

Différentes études, dont les résultats ont été publiés au début de l'année 2009, révèlent qu'une carence en vitamine D pourrait augmenter les risques de souffrir, en vieillissant, de troubles de la concentration, de la mémoire et de l'orientation.

Le dopage des neurones

Après avoir mesuré le taux de vitamine D (25 hydroxycholécalciférol) dans l'organisme de personnes âgées de plus de 65 ans et testé leurs habiletés intellectuelles, des chercheurs britanniques et américains ont pu constater que les personnes ayant les taux sanguins les plus élevés de vitamine D présentaient aussi les meilleures performances intellectuelles.

Et *a contrario* les personnes dont le taux de vitamine D était le plus bas voyaient doubler leur risque de souffrir de troubles de la mémoire et de la concentration, comparées à celles dont le taux était au moins égal à 20 ng/ml (taux en dessous duquel on souffre de carence). Restons néanmoins prudents face à ces résultats qui montrent qu'en effet, cette affection touchant le cerveau peut être liée à des carences nutritionnelles, et en l'occurrence en vitamine D.

Autres gourmandises cérébrales

Les antioxydants sont particulièrement bénéfiques à l'entretien de nos capacités intellectuelles, non en agissant directement sur la mémoire mais sur la protection des neurones.

Ainsi, à titre préventif, consommez chaque jour des aliments riches en vitamines C et E. Les polyphénols sont également utiles pour protéger les cellules du cerveau du stress oxydatif. Vous les trouvez dans les pommes, le raisin, le thé et le vin rouge.

Contre diverses maladies mentales

La vitamine D aurait un rôle dans l'apparition de maladies comme l'autisme, la schizophrénie ou l'hyperactivité. Il a été en effet noté que les personnes présentant ces troubles psychiques avaient de faibles taux sanguins en vitamine D. Et qu'une supplémentation pouvait améliorer leur état.

Un régulateur de l'immunité

Pour prévenir la grippe, les rhumes et même certaines maladies comme la sclérose en plaque ou le lupus, la vitamine D pourrait aider !

Si en hiver, saison où la luminosité est au plus bas, nous attrapons plus facilement la grippe et d'autres pathologies virales, ce pourrait être en partie à cause d'un déficit en vitamine D.

En été, grâce au rayonnement solaire plus intense qui déclenche la production de vitamine D dans la peau, on est moins malade.

Ceci pourrait s'expliquer par le rôle de la vitamine D sur l'immunité : elle freine l'activité des systèmes inflammatoires et stimule celle des cellules chargées de nous protéger contre les microbes. Elle serait surtout bénéfique contre les affections respiratoires d'origine virale.

Antigrippe

Différentes études montrent qu'une exposition aux UV provenant du soleil ou de lampes peut réduire l'apparition d'infections virales, touchant notamment les voies respiratoires.

À défaut on peut suivre une cure d'huile de foie de morue (en gélules) tout l'hiver, d'octobre à mars. Cette supplémentation est particulièrement intéressante pour les enfants en prévention des rhinopharyngites et des bronchiolites. Différents spécialistes ont par ailleurs montré qu'il serait plus efficace de se faire vacciner contre la grippe en été plutôt qu'en hiver car sous l'effet de l'ensoleillement, notre réponse immunitaire est meilleure.

Contre les maladies auto-immunes

Si la sclérose en plaque, maladie auto-immune, sévit davantage dans le nord de la France (103 cas pour 100 000 personnes*) que dans le sud (43 cas pour 100 000 en Corse*), ce pourrait être lié à l'insuffisance d'ensoleillement et par voie de conséquence à une production insuffisante de vitamine D.

Une autre étude menée à la fois au Canada, en Grande Bretagne, en Suède et au Danemark auprès de 42 000 personnes atteintes de sclérose en plaque a montré que les bébés nés durant les mois d'été présentent plus de risques de développer la maladie. L'explication pourrait être que la maman enceinte en hiver a manqué de vitamine D.

* Étude réalisée à l'hôpital neurologique Pierre Wertheimer à Lyon.

Les vitamines et minéraux de l'immunité

• **La vitamine A** dans les poissons gras, le foie, les œufs, le lait, le fromage et le beurre.

• **La vitamine C** dans les cassis et les fraises, les agrumes, les choux, le persil.

• **La vitamine E** dans les huiles végétales non raffinées comme celles de germes de blé, de tournesol ou de carthame, les céréales complètes et les noix.

• **Le sélénium** présent en grande quantité dans les noix du Brésil (une à deux par jour couvrent nos besoins quotidiens)

• **Le zinc** dans les fruits de mer, la viande rouge, les noix, l'ail, les pommes de terre et les haricots.

• **Le coenzyme Q10** dans les poissons gras, les abats et les cacahuètes.

• **La vitamine B6** dans les volailles, les poissons, les céréales complètes, les noix, les germes de soja.

Une solution contre le diabète

Le nombre de personnes atteintes de diabète augmente de façon fulgurante depuis ces dernières années. Une solution : moins de sucres et plus de vitamine D.

Une équipe de chercheurs finlandais a constaté que plus une personne disposait de réserves en vitamine D, plus elle avait de chances de ne pas être touchée par le diabète : les risques baissaient de 82% pour les taux les plus élevés.

Une autre étude a montré par ailleurs qu'une supplémentation de vitamine D pouvait diminuer le taux de sucre dans le sang à jeun chez des personnes prédisposées à cette maladie.

Cette vitamine pourrait aussi diminuer le risque de développer un diabète de type 1, maladie auto-immune qui apparaît durant l'enfance. Une supplémentation durant l'année qui suit la naissance diminuerait de 80% le nombre de personnes atteintes.

Moins de sucres

Pour limiter les risques de développer un diabète, la première mesure à adopter est de contrôler sa consommation de sucres et ce, avec d'autant plus de rigueur que cette maladie touche d'autres membres de la famille.

En pratique, réservez sodas, gâteaux, viennoiseries, bonbons, pain de mie et autres préparations industrialisées aux occasions spéciales.

Lisez bien les étiquettes car le sucre se cache dans des aliments que l'on ne soupçonnerait pas (pain grillé, biscottes, jambon…) et prend le nom de glucose, sirop de glucose…

Attention aussi aux fruits car s'ils sont riches en fibres et en vitamines, ils se composent en grande partie de sucres. Une pomme, par exemple, équivaut à 5 morceaux de sucres. Limitez-vous à 2 ou 3 fruits par jours, pas plus, soit environ 300g.

Des IG bas

De façon générale, privilégiez les aliments à index glycémique bas. Au riz blanc, préférez le complet.

Mangez des légumes secs tels que lentilles, pois cassés, haricots secs ou pois chiches. Faites cuire vos pâtes al dente pour qu'elles soient assimilées plus lentement par l'organisme.

Les aliments à index glycémique bas libèrent leur sucre lentement dans l'organisme, ce qui évite une libération brutale et importante d'insuline, à l'origine de fringales, de malaises, et à long terme de l'apparition du diabète.

Si vous consommez des aliments sucrés, accompagnez-les de protéines et/ou de légumes pour ralentir le passage du sucre dans le sang, et régalez-vous de vos pâtisseries préférées à la fin des repas plutôt qu'en dehors.

L'index glycémique des aliments varie aussi avec le mode de préparation. Par exemple, des carottes râpées crues ont un IG plus bas que des carottes cuites.

De la même façon, des lentilles cuites consommées entières ont un IG plus bas que des lentilles réduites en purée.

Gare aussi aux céréales du petit déjeuner, les pétales de maïs ou blé toastés ont un IG plus élevé que les flocons de céréales non cuites et transformées.

En prévention des cancers

En participant à la différenciation des cellules, la vitamine D pourrait posséder des propriétés anti-cancer.

C'est en 1940 qu'un chercheur a noté pour la première fois une relation entre la vitamine D3 et la prévention du cancer. Il s'est aperçu que des personnes vivant sous des latitudes ensoleillées mouraient moins de cancers que les autres.

Depuis, les études démontrant le rôle préventif de la vitamine D contre certains cancers se multiplient. Il y a quelques années, on avait observé que la vitamine D2 (ou 1.25-(OH)2D) allongeait de 30 à 50% l'espérance de vie d'animaux leucémiques ou porteurs de tumeurs et réduisait significativement la survenue et la taille de tumeurs telles que les mélanomes, les ostéosarcomes, les tumeurs du sein et du colon chez l'animal (étude de Bouillon en 1995).

En 1999, deux autres chercheurs ont pu montrer une incidence plus faible de certains cancers, tels que les cancers du sein et de la prostate dans les populations s'exposant régulièrement au soleil et ayant une alimentation riche en vitamine D.

Plus récemment une étude révélait qu'une concentration insuffisante multipliait par deux le risque de cancer colorectal. Des chercheurs américains ayant repris toutes les expériences réalisées en ce domaine ont aussi confirmé qu'une dose quotidienne de vitamine D réduirait de 50% le risque de cancer du sein, du colon et des ovaires.

La dose protectrice

Utile pour lutter contre des tumeurs déjà installées, la vitamine D mérite de rentrer parmi nos mesures de prévention des cancers.

Certains spécialistes recommandent une supplémentation de 2000 UI (50microgrammes) par jour de vitamine D en automne et en hiver. En fait, il faudrait que le long de l'année, on puisse maintenir un taux sanguin au moins égal à 20 ng/ml, dose au dessus de laquelle on obtient une protection significative contre de multiples cancers.

Certaines personnes à risques plus élevés de carence devraient même en prendre durant toute l'année : les personnes âgées, celles qui ont une pigmentation cutanée foncée, qui sortent peu à l'extérieur ou qui portent des vêtements recouvrant la majeure partie de leur corps. Elle pourrait aussi améliorer le pronostic de guérison lorsque le cancer est installé.

En effet, selon différentes études réalisées en Norvège, une femme vit plus longtemps si le diagnostic de son cancer du sein est fait en été que s'il est fait en hiver. Une autre étude américaine a par ailleurs montré qu'une personne souffrant d'un certain type de cancer du poumon à deux fois plus de chances de survivre à 5 ans si la maladie est découverte en été.

Des anti-cancers naturels

Consommer chaque jour du curcuma associé au poivre noir, de l'ail, des oignons, des choux, surtout le brocoli, et des aliments riches en oméga-3 (poissons gras, huile de colza) agissent contre l'inflammation chronique, cause principale de l'apparition des cancers.

Plus jeune plus longtemps

Selon des études récentes, la vitamine D pourrait nous faire vivre plus longtemps et mieux.

Selon une nouvelle étude britannique, les personnes qui ont le plus de vitamine D dans le corps vieillissent plus lentement que les autres.

Une autre étude américaine vient corroborer celle-ci en montrant qu'un manque de vitamine D pourrait conduire à une augmentation de 26% du risque général de mortalité.

Elle agirait sur nos chromosomes et nous rendrait plus résistant à l'inflammation et au stress, responsables du vieillissement accéléré de nos cellules et de maladies comme le cancer, les maladies cardiaques ou de dégénérescence.

La vitamine D pourrait aussi participer à notre plus longue espérance de vie, en inhibant certains mécanismes à l'origine de la prolifération des cellules cancéreuses, en améliorant nos fonctions vasculaires et en boostant notre système immunitaire.

Grâce à cette vitamine, on pourrait vivre 5 ans de plus que les personnes qui sont en carence.

Le kit anti-vieillissement

De la vitamine D, comme nous venons de le voir, mais aussi des antioxydants. Des fruits et des légumes, au moins 5 par jour, de préférence frais ou cuits rapidement, au wok par exemple, ou à l'étuvée.

Choisissez les plus colorés, rouges et jaunes, mais aussi les vert foncé pour leur richesse en vitamine A ou béta-carotène. Agrumes, cassis, myrtilles, persil, cynorhodons et argousiers pour leur vitamine C.

Pensez aussi aux huiles de germe de blé ou de poisson, aux avocats, aux fèves de soja ou aux graines de lin (plus efficaces écrasées en poudre) pour la vitamine E.

Le sélénium présent dans les noix du Brésil, les graines et huiles de tournesol, la levure de bière ou l'ail sont également d'excellents antioxydants agissant contre le vieillissement prématuré des cellules.

Plus belle la peau !

Parmi vos produits de beauté, pensez à glisser de la vitamine D. Elle fait partie des meilleurs régénérateurs cutanés.

Pour que la peau garde tout son éclat et sa souplesse, elle a besoin de vitamines et oligoéléments. On connaît surtout les vertus des vitamines A, B, E et C ainsi que des oméga-3, mais beaucoup moins celles de la vitamine D.

Pourtant, des études récentes ont montré que cette vitamine aide aussi à conserver une peau jeune en favorisant la croissance des cellules cutanées, en stimulant la production de mélanine, un pigment grâce auquel la peau se protège des ultraviolets et active une enzyme, la tyrasine, qui nous protège naturellement de la lumière du soleil.

Résultats : moins de sécheresse et moins de rides.

Un espoir contre le psoriasis

Plus d'un million de français souffrent de psoriasis.

Cette affection cutanée n'est pas grave mais particulièrement inesthétique : des plaques rouges recouvertes d'une couche blanche feuilletée peuvent siéger sur les coudes, les genoux, les mains ou le cuir chevelu. En temps normal, l'épiderme se renouvelle tous les 28 jours.

En cas de psoriasis, ce processus est beaucoup plus rapide et ramené à moins d'une semaine. La peau se met alors à peler et à s'enflammer.

Parmi les traitements mis en place, on trouve la vitamine D sous forme de crème que l'on applique deux fois par jour. Elle agit localement en inhibant la prolifération excessive des cellules.

Mangez des vitamines

Des céréales complètes pour les vitamines du groupe B, indispensables au renouvellement des cellules de la peau.

Des légumes verts (brocolis, épinards, artichauts...) pour la vitamine E : le zinc et le silicium favorisent l'hydratation de la peau à l'intérieur.

Des légumes et des fruits orangés pour leur teneur en vitamine A, bêta-carotène (provitamine A) et vitamine C, qui jouent un rôle protecteur contre les radicaux libres responsables du vieillissement.

Une cure de soleil

Du soleil sur ordonnance : un traitement de choix pour faire le plein de vitamine D.

On estime que l'exposition au soleil peut procurer 80 à 90% de la vitamine D dont on a besoin. Vous pouvez profiter de l'été pour constituer vos réserves en vitamine D.

En effet, celle-ci se stocke plusieurs mois dans le foie et la graisse. Mais attention : inutile d'abuser du soleil au risque de vous brûler l'épiderme et, à long terme, de favoriser l'apparition d'un cancer de la peau. C'est la luminosité qui agit, même en hiver.

Des réserves en été pour l'hiver

Si vous habitez dans une région ensoleillée, vous pouvez assurer vos besoins hivernaux en vous exposant (sans écran solaire), d'avril à octobre, les mains, les avant-bras et le visage durant 10 à 15 minutes, 3 fois par semaine.

En 20 minutes, vous fabriquez 20 000 UI de vitamine D. Si vous habitez sous des latitudes plus nordiques, ou si vous avez la peau foncée, une exposition quotidienne ou plus longue est nécessaire.

En 4 semaines, à raison de 15 à 30 minutes d'exposition quotidienne, vous pouvez multiplier par 3 votre taux de vitamine D. Il faut toutefois être dehors. En effet, la synthèse de vitamine D ne peut pas se faire à travers une vitre. Par ailleurs, si l'on habite dans une grande ville, il faut s'exposer trois fois plus à cause de la pollution à l'ozone qui absorbe une grande partie des UVB.

Si le soleil est absent, on peut s'exposer aux lampes de bronzage qui semblent aussi faciliter la synthèse de vitamine D.

Ils ont toutefois moins d'efficacité que le rayonnement solaire car les UV artificiels comportent une très faible dose d'UVB (et certains appareils n'en délivrent pas du tout).

Sans risque de mélanome

Qui dit exposition au soleil, soulève le risque d'apparition d'un cancer de la peau (ou mélanome). Selon différentes études, en déclenchant un léger bronzage, un épaississement de la peau ainsi qu'une élévation du taux de vitamine D, l'exposition régulière au soleil protège au contraire du mélanome malin.

Cette affection est surtout due à des expositions occasionnelles et brutales et aux coups de soleil sévères. Pour limiter les risques, exposez-vous chaque jour sans vous brûler mais sans crème solaire (elle s'oppose à la pénétration des rayons UV), jusqu'à 11h et à partir de 15h en été.

Commencez par 5 minutes par jour et augmentez progressivement la durée en fonction des réactions de votre peau jusqu'à 15 minutes.

Si après une exposition, la peau est légèrement rosée (et non brûlée par un coup de soleil), on produit autant de vitamine D qui si on en avait pris une supplémentation de 10 000 à 25 000 UI.

Veillez surtout à ne jamais attraper de coups de soleil. Pour prévenir le cancer de la peau, mais aussi parce qu'une peau brûlée synthétise moins bien la vitamine D. Ce qui impose de se supplémenter davantage pour ne pas en manquer.

Encore plus de soleil

Lorsqu'on a plus de 70 ans, lorsqu'on a la peau bronzée ou quand on souffre de surpoids, on a besoin de s'exposer un peu plus longtemps : dans ces cas, la production de vitamine D est moins efficace.

Perdez du poids

L'excès de poids diminue le taux de vitamine D. Pour éviter les carences, perdez quelques kilos tout en préservant votre quota de vitamine D.

Il est constaté que les personnes obèses ont moins de vitamine D circulant dans le sang car celle-ci se stocke dans les graisses.

Pour maintenir un taux efficace à la protection de notre santé, perdre du poids apparaît utile. Avant de vous mettre au régime, calculez votre indice de masse corporel (ou IMC). Il est égal au poids en kilogrammes divisé par la taille au carré : Poids (kg)/taille (m^2).

Un indice qui varie entre 20 et 25 correspond au poids santé, de 26 à 27, on est en surpoids, au-delà on est obèse. Un chiffre en dessous de 20 correspond à la maigreur.

De tout avec modération

Pour maigrir sans se carencer, pas question d'éliminer certains nutriments dits grossissants, notamment les graisses. Il faut conserver chaque jour deux cuillerées à soupe d'huile (de préférence enrichie en vitamine D), des poissons gras type saumon, hareng ou maquereau 3 fois par semaine, des yaourts natures (sans sucre) pour le calcium (allié indissociable de la vitamine D pour la solidité osseuse).

Consommez également une à deux fois par semaine des légumes secs type lentilles ou haricots de soja (4 à 5 cuillerées à soupe par repas) ainsi que des abats (foie, gésiers) pour leur richesse en phosphore. Des légumes verts « à volonté » et des fruits, sans dépasser 300g par jour, pour couvrir tous vos besoins en vitamines, minéraux et fibres.

Attention aux régimes

Gare aux régimes protéinés naturels qui, s'ils sont efficaces, sont aussi riches en protéines animales. Or, une consommation en excès de celles-ci augmente nos besoins en vitamine D et favorise la fuite du calcium dans les urines. Ce qui oblige à des supplémentations. Les régimes sans graisses nous privent de sources naturelles en vitamine D. Les médicaments qui s'opposent à l'absorption des graisses au niveau de l'intestin et les laxatifs sont également à éviter à long terme car ils empêchent aussi la vitamine D d'être absorbée. Sans oublier les régimes qui suppriment des catégories entières d'aliments ou les monodiètes. L'absence de certains nutriments peut diminuer la capacité d'absorption ou d'utilisation des autres nutriments par l'organisme.

On bouge !

Pour maigrir, rien de tel que l'activité physique. Sans parler de sport, marchez au moins 30 minutes par jour la semaine et une heure le week-end.

De préférence les bras et les jambes découverts, pour profiter du rayonnement solaire, source principale de notre vitamine D.

Par ailleurs, la mobilisation des muscles et des os est une excellente mesure de prévention de l'ostéoporose. Le sport contraint les os à résister à des forces et des tractions, et les muscles qui se contractent tirent sur leurs attaches. Ces sollicitations consolident les os et stimulent leur processus de reconstruction. Les sports les plus efficaces sont ceux où l'on porte le poids du corps, où la pesanteur intervient, comme le tennis, la danse, l'escrime, le jogging…

L'idéal étant de pratiquer une heure trois fois par semaine ou trente minutes chaque jour. D'autres sports sont également intéressants comme la gymnastique ou la natation qui, en renforçant les muscles, permettent d'éviter des fractures et offrent un meilleur soutien au squelette.

Mince mais pas maigre !

Selon différentes études, les maigres ont plus de risques de fractures et d'ostéoporose. Un peu de tissus gras au moment de la ménopause permettrait de produire de petites doses d'œstrogènes qui suffiraient à conserver une bonne ossature.

CHAPITRE 3

PROGRAMME VITAMINE D

Au menu tous les jours

Même si l'alimentation ne constitue pas la principale source de vitamine D, elle peut nous aider à couvrir nos besoins.

Elle existe sous différentes formes : les plus abondantes présentes dans l'alimentation sont la vitamine D2, d'origine végétale (ou ergocalciférol), et la vitamine D3, d'origine animale (ou cholécalciférol).

On la trouve dans les viandes, les abats, les pâtés, les œufs et les champignons, mais la source la plus importante est le poisson.

Et tout particulièrement les poissons de mer comme le saumon, le hareng, la sardine ou la truite arc-en-ciel : chaque portion de 100g en contient 10 à 20 microgrammes. D'autres poissons, tels que maquereau, flétan, anguille, thon ou anchois en apportent aussi des quantités intéressantes, mais 2 à 4 fois moins que les précédents.

Les laits demi-écrémé et entier constituent également une bonne source. Le lait écrémé en est dépourvu sauf s'il a été supplémenté.

La vitamine D étant liposoluble, son absorption devient optimale si elle est consommée en même temps que des corps gras comme l'huile, le beurre ou les produits laitiers entiers.

Faites vos comptes

Pour un apport journalier au top, soit 5µg de vitamine D par jour, rien de plus simple. Avec 50g de sardine en boîte et un yaourt, vous les avez !

De même que si, dans votre journée, vous consommez 2 œufs, 40g d'emmental, 300ml de lait enrichi et assaisonnez vos salades de 2 cuillerées à soupe d'huile enrichie. Sachez qu'avec 4 œufs entiers par semaine, 10% de vos besoins sont déjà couverts.

Vos sources alimentaires*

Vous trouvez 5 microgrammes de vitamine D dans :

Aliment	Quantité
Œufs	5
Anchois	30g
Saumon	30g
Sardine	30g
Hareng	30g
Truite de mer	50g
Maquereau	70g
Anguille	100g
Flétan	100g
Thon	150g
Girolles	250g
Viande	500g
Pâtes	500g
Abats	500g

*Voir le tableau 2 à la fin du livre pour repérer les aliments les plus riches en vitamine D

Le champignon

Peu de végétaux contiennent de la vitamine D. Le champignon fait exception. En effet, tout comme nous, les champignons fabriquent de la vitamine D sous l'action des rayons UVB du soleil.

Les champignons sauvages en seraient les plus pourvus, ainsi que le shiitake (très utilisé dans la cuisine asiatique).

Un repas fait d'une darne de saumon (également riche en vitamine D) accompagné de shiitakes pourrait reconstituer vos réserves de vitamine D aussi bien qu'un supplément de 1 000 UI.

Mangez basique

Réduisez l'acidité de votre organisme pour protéger le calcium de vos os.

L'excès de viandes, fromages, sucres raffinés et plats industriels acidifient notre organisme.

Ceci engendre, à long terme, une réduction de nos réserves en calcium présent dans les os et les dents, favorisant l'ostéoporose et d'autres ostéomalacies.

Des fruits et des légumes

Pour retrouver l'équilibre acido-basique, mangez davantage de fruits et légumes riches en potassium et autres nutriments luttant contre l'acidité.

Parmi les plus basiques ou alcalinisants, il y a les agrumes comme l'orange, le pamplemousse, la clémentine et le citron ; les légumes à feuilles vertes comme la bette, les épinards, le chou frisé, les feuilles de pissenlit et la roquette ; les choux comme le brocoli, le chou-fleur, les choux vert et rouge ; les baies comme les fraises et les mûres ; les fruits secs comme les figues et les raisins secs.

Une alimentation riche en fruits et légumes et modérée en protéines aide à maintenir une bonne densité osseuse et diminue les pertes osseuses.

Moins de protéines

Un abus de protéines, surtout d'origine animale, peut favoriser la déminéralisation osseuse par acidification de l'organisme et fuite excessive du calcium par les urines.

Les femmes Inuits, par exemple, grosses consommatrices de protéines animales (au moins 200g par jour) ont une masse osseuse de 10 à 15% moins élevée que les femmes blanches du même âge, et présentent plus souvent de fractures des vertèbres.

Pour ne pas faire d'excès, vous ne devez pas dépasser 60g de protéines par jour, sous forme de viande, de volaille ou de poisson, mais aussi sous forme de protéines végétales comme les légumineuses, le soja ou les noix, car elles entraînent moins de pertes urinaires de calcium.

Du bore à table

Pour diminuer les pertes urinaires de calcium, consommez régulièrement des aliments riches en bore. Vous en avez besoin de 3 mg par jour... une dose facilement atteinte si vous mangez suffisamment de fruits et légumes, ainsi que des noix et fruits secs.

La dose santé en complément

Si on s'expose peu au soleil ou si on a la peau pigmentée, des compléments peuvent être utiles. Choisissez celui qui convient le mieux à vos besoins.

Selon l'afssa (agence française de sécurité sanitaire et alimentaire), l'apport journalier en vitamine D conseillé à un adulte est de 5µg. Un apport qui peut être augmenté jusqu'à 10µg par jour sans risque de surdosage.

À chacun sa vitamine D

• En cocktails
En prévention, même si vous n'êtes pas une personne à risque de carence, vous pouvez durant les mois d'hiver, d'octobre à mars, faire deux à trois cures d'un mois d'un cocktail multivitaminé contenant de la vitamine D.

• Avec du calcium
Dès la ménopause, sur prescription médicale, ou si vous avez un terrain à risque d'ostéoporose, vous pouvez suivre un traitement associant la vitamine D et le calcium pour consolider vos os.

• En ampoules ou gouttes
Sur avis médical, dans des cas particuliers, grossesse, nourrissons, consolidation osseuse après accident… vous devrez prendre de la vitamine D seule.

Une dose mensuelle

Pour assurer un apport suffisant, il n'est pas nécessaire de prendre sa dose de vitamine D tous les jours. Certains suppléments se prennent une fois par semaine ou une fois par mois.

En effet, la vitamine D se différencie des autres nutriments et médicaments : elle s'accumule dans le foie et les graisses.

Une fois métabolisée et remise en circulation dans le sang, elle est captée par des molécules de transport qui forment une réserve.

Ces transporteurs la libèrent ensuite en fonction des besoins de l'organisme.

Comprimés ou liquide ?

Selon certains spécialistes, la forme liquide de la vitamine D serait la plus efficace.

En effet, celle contenue dans les comprimés ou les capsules risque d'être en partie éliminée dans les selles avant d'avoir été métabolisée.

Les aliments enrichis

Combler des carences en vitamine D en consommant des aliments enrichis semble impossible. En effet, les produits laitiers, par exemple, apportent environ 60 UI de vitamine D pour 100g ou 100ml. Un bol de lait apporte donc 150 UI. Il faudrait en boire 10 pour atteindre notre quota.

Vitamine D2 ou D3 ?

Selon les spécialistes, la forme D3 (cholécalciférol) serait préférable car elle est jusqu'à 3 fois plus disponible pour l'organisme que la forme D2.

Des risques d'overdose ?

Les quantités journalières efficaces et sans risque de toxicité ont été identifiées. Elles constituent la limite de la supplémentation

En France, les recommandations sont de 400 UI de vitamine D par jour pour les personnes de 65 ans et 200 UI avant 65 ans. En Allemagne, on vise les 2000 UI par jour, aux États-Unis les chiffres sont du même ordre…

Des chercheurs réunis récemment à Lausanne conseillaient en prévention des maladies osseuses de recevoir 800 UI à 1 000 UI minimum par jour de vitamine D, soit 4 fois plus que ce qui est actuellement conseillé par les autorités sanitaires françaises.

Les doses recommandées en France seraient donc trop faibles. Une constatation appuyée par une étude récente montrant que 75% des citadins présentent un déficit en hiver.

1 000 UI par jour !

Que craignons-nous à consommer 1000 UI de vitamine D par jour ? Rien, sinon d'être en meilleur santé.

La preuve : durant des années, les enfants avalaient une cuillerée d'huile de foie de morue tous les jours, soit un apport en vitamine D cinq fois plus élevé que l'apport quotidien conseillé actuellement en France... et ils étaient en pleine forme.

De même, lorsqu'on s'expose 20 minutes sous le soleil d'été, on se fait une réserve de 20 000 UI de vitamine D, sans pour autant se sentir mal !

Les effets toxiques d'un excès de vitamine D, comme l'hypercalcémie avec calcification des organes, apparaissent à des doses au moins égales à 40 000 UI par jour. Avec une dose de 1000 UI par jour, nous ne risquons rien !

Et c'est uniquement à cette dose que l'approvisionnement des cellules et des tissus serait satisfaisante.

Pour prévenir certaines pathologies comme le cancer ou les maladies cardiovasculaires, la dose conseillée quotidiennement atteint même 2 000 UI en hiver.

Utilisée mais pas éliminée

Contrairement aux vitamines C et B dont l'excès est éliminé dans les urines, la vitamine D s'accumule dans l'organisme si elle n'est pas utilisée, notamment au niveau du foie et des graisses.

Lorsqu'il y a saturation par un excès (lors d'une consommation de 10 000 UI par jour sur de longues

périodes), on peut souffrir de nausées, de vomissements, de constipation et d'amaigrissement, voire
à l'extrême d'hypercalcémie, avec des risques de
calculs rénaux à l'origine de colites néphrétiques très
douloureuses.

Cependant, ce scénario est rare car il est estimé que
l'organisme utilise 5 000 UI de vitamine D par jour.

Des besoins souvent difficiles à satisfaire, en particulier en hiver ou lorsqu'on suit un régime pauvre
en graisses.

Des contre-indications

La supplémentation en vitamine D peut être dangereuse
pour les personnes atteintes de certaines maladies comme
la sarcoïdose, l'hyperparathyroïdie, la tuberculose, les
lymphomes ou la lithiase calcique.

Vos menus forme

Pour optimiser vos réserves en vitamine D, concoctez-vous des menus avec des aliments qui en contiennent naturellement associés à d'autres qui facilitent son absorption et sa bonne utilisation par l'organisme. Calcium, phosphore, zinc, vitamines C et B doivent donc aussi avoir la part belle dans vos assiettes. Sans oublier vos 5 fruits et légumes quotidiens qui apportent des vitamines et des minéraux pour maintenir une bonne densité osseuse. Voici quelques compositions à adopter :

	Lundi	Mardi	Mercredi
Déjeuner	• Sardines à l'huile • Foie grillé • Sauté de champignons • Riz complet • Kiwis	• Salade verte, roquette au fromage de chèvre chaud avec des gésiers • Pain complet • Flan au lait d'amande enrichi en calcium et noix	• Terrine de foie de volaille et salade • Thon grillé • Ratatouille • Cheese cake aux agrumes
Dîner	• Plateau de fruits de mer (huîtres, crabe, crevettes, palourdes...) • Pain de seigle avec du beurre • Crumble à la rhubarbe et crème glacée à la vanille	• Carpaccio de saumon à l'aneth • Galette bretonne au sarrasin avec un œuf au plat • Salade verte • Tarte au fromage blanc et au citron	• Velouté de champignons • Omelette au fromage • Salade verte avec vinaigrette huiles d'olive/colza • Tarte aux figues et noix

Jeudi	Vendredi	Samedi	Dimanche
• Crevettes sautées au wok • Légumes de saison • Riz brun • Compote de pommes et figues	• Salade de tomates • Hachis Parmentier • Glace au yaourt	• Rillette de thon et pain complet grillé • Flétan aux courgettes et pommes vapeur • Crème à la pistache	• Taboulé au blé complet et saumon fumé • Tajine de poulet aux courgettes et au curcuma • Tarte Tatin et glace vanille
• Potage de lentilles • Pizza aux anchois et crudités • Fromage blanc à 20% avec des noix	• Tarte au saumon et à la paillette d'algues • Salade de crudités avec une vinaigrette à l'huile de sésame grillé • Comté • Fruits	• Tarte aux endives, roquefort et noix • Salade de mâche et betterave • Mousse aux fruits rouges	• Œufs cocotte aux épinards • Pain complet • Pomme au four à la poudre d'amande

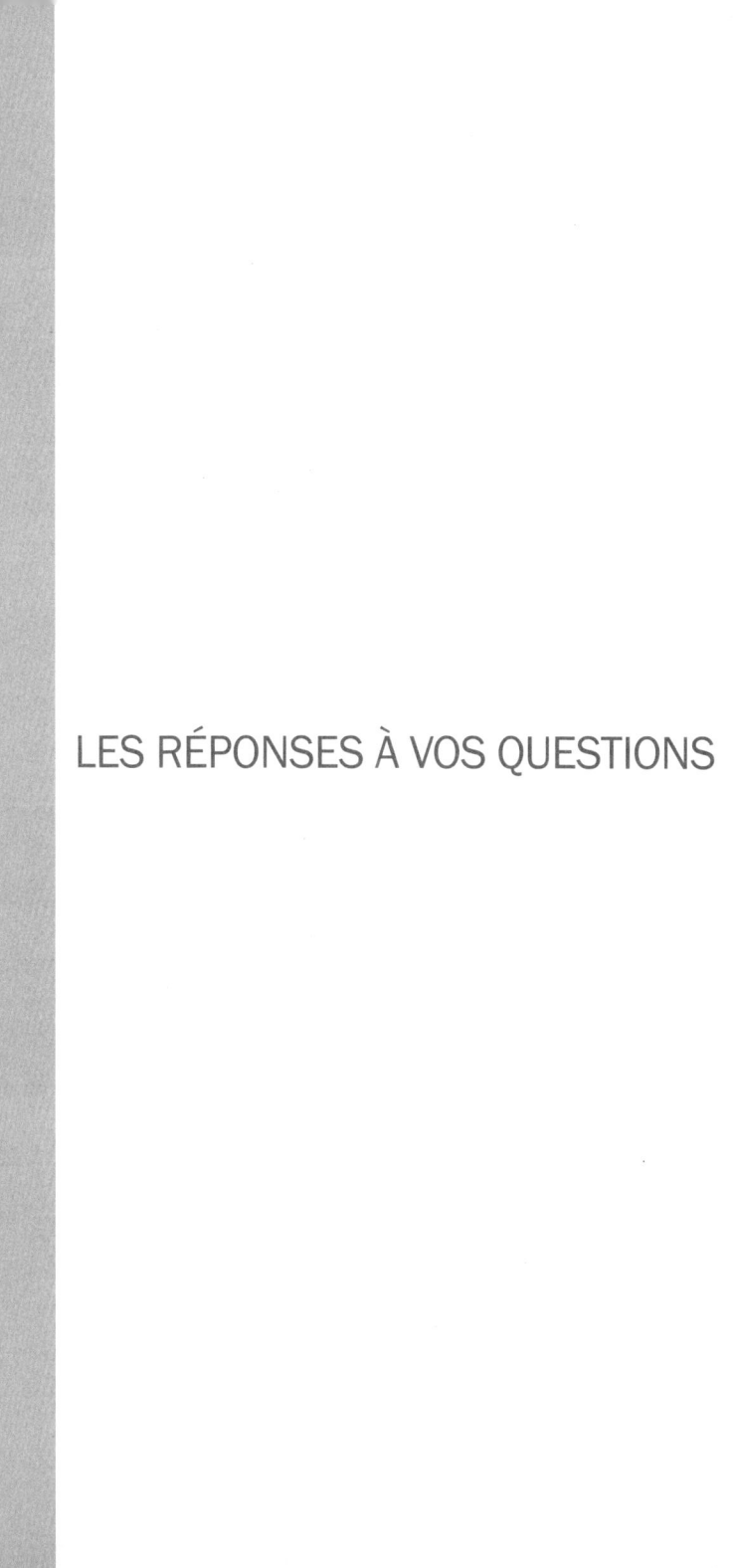

LES RÉPONSES À VOS QUESTIONS

LES RÉPONSES À VOS QUESTIONS

L'alimentation est-elle la seule source de vitamine D ?

Non, loin de là, car très peu d'aliments en renferment. 90% de nos besoins en vitamine D sont couverts par nos expositions au soleil. Par de nombreux processus biochimiques, le cholestérol présent dans nos cellules se transforme en vitamine D sous l'effet des rayons ultraviolets B. C'est la seule vitamine que l'organisme soit capable de fabriquer. Toutes les autres sont apportées par l'alimentation.

Peut-on fabriquer de la vitamine D en hiver ?

En hiver, notamment d'octobre à mars, l'intensité du rayonnement solaire n'est pas suffisante pour permettre une fabrication optimale de vitamine D. Pour éviter les carences, il est conseillé par des spécialistes du monde entier de supplémenter notre alimentation en vitamine D pendant cette période. Ou faites comme les esquimaux qui ne souffrent pas de carence en vitamine D bien qu'ils soient habillés de la tête aux pieds pendant six mois de l'année : ils mangent chaque jour des poissons gras bourrés de vitamine D.

Quels sont nos besoins en vitamine D ?

Selon l'agence française de sécurité sanitaire des aliments, les adultes de moins de 65 ans en auraient besoin de 200 UI/ jour et les personnes de plus de 65 ans, 400 à 600 UI/jour. Des besoins qui, selon de nombreux spécialistes, seraient sous-estimés. En effet, pour obtenir une protection optimale de nos os et contre diverses affections, l'apport en vitamine D devrait être de 1 000 UI/jour lorsqu'on ne s'expose pas au soleil.

La vitamine D peut-elle être toxique ?

Chez des personnes atteintes de certaines maladies, elle peut être fortement déconseillée car elle aggraverait leur état de santé. La prise de doses excessives peut aussi entraîner des troubles, notamment une hypercalcémie avec un risque de lithiases rénales (responsables de colites néphrétiques). Mais l'overdose toxique est rare car il faudrait en consommer 40 000 UI/jour de façon régulière. Par ailleurs, de nombreuses études ont montré qu'en deçà de 4 000 UI/jour, il n'apparaît aucun signe d'overdose.

Comment favoriser l'absorption de la vitamine D ?

En vous exposant régulièrement au rayonnement solaire. Toutes les occasions sont bonnes : faites du sport en plein air, bras et jambes découverts si possible, prenez un verre sur une terrasse ensoleillée, jardinez… Retrouvez un poids normal si vous êtes en excès car les coussinets graisseux liés au surpoids ralentissent l'absorption de la vitamine D. Consommez suffisamment de calcium et d'aliments riches en phosphore.

S'exposer aux UV n'est-il pas dangereux ?

L'excès d'UV constitue un facteur de risque de cancer de la peau. Sachez toutefois que ce n'est pas l'exposition régulière et à petites doses qui est dangereuse mais les coups de soleil sévères. Si vous utilisez les cabines de bronzage, veillez à ne pas dépasser 30 séances par an et 150 à 200 séances pour une vie. Au-delà, on sait que les risques d'apparition de mélanome sont plus importants.

Quels sont les aliments les plus riches en vitamine D ?

Sans aucun doute tous les poissons gras (le hareng, le saumon, la baleine, le maquereau, l'anguille), le beurre, les produits laitiers non écrémés, le jaune d'œuf et le foie. Les huiles de flétan et de morue (seules huiles de poisson à en contenir) en présentent aussi en grande quantité. Peu agréables au goût, elles peuvent se consommer sous forme de gélules. Attention car elles apportent aussi de grandes quantités de vitamine A, dont l'excès peut entraîner des nausées, des vomissements et des diarrhées.

Qui doit se supplémenter en vitamine D ?

Si vous ne buvez ni lait ni produits enrichis en vitamine D, si vous consommez très peu ou pas d'aliments qui en sont riches, si votre exposition au soleil est limitée de par votre lieu d'habitation (dans le nord, en ville) ou votre profession (dans des bureaux fermés avec peu ou pas de lumière)…

Songez à prendre un supplément pour atteindre au moins 800 UI par jour. Vous en aurez d'autant plus besoin d'octobre à avril, où la luminosité est plus faible. Si vous avez peur de dépasser la dose, prenez sans crainte une multivitamine qui en apporte environ 400 UI.

Déficits en calcium et en vitamine D sont-ils liés ?

Oui, la vitamine D régule l'absorption du calcium au niveau des reins et des intestins, ainsi que sa fixation au niveau des os. Ces deux nutriments interagissent entre eux. Pour optimiser leur fonction dans l'organisme, notamment au niveau osseux, il ne faut donc manquer ni de l'un ni de l'autre.

ANNEXES

Médicaments affectant la vitamine D

Médicament	Quantité
Antiacides à base d'aluminium et de calcium (Maalox, Riopan, Amphogel, Diovol…)	Diminution à long terme de l'absorption de la vitamine D
Certains hypolipidémiants (Questran…)	Diminution de l'absorption de la vitamine D
Laxatifs (Lansoyl, huile de paraffine…)	Diminution de l'absorption de la vitamine D
Antagonistes des récepteurs H2 (Cimetidine, Tagamet…)	Interférence avec l'enzyme qui potentialise la vitamine D au niveau du foie
Régulateurs de calcium	Moindre production de la forme active de la vitamine D au niveau du rein
Glucocorticoïdes (Cortancyl, Medrol, Betnesol, Celestène …)	Augmentation des besoins en vitamine D
Anticonvulsivants (Phénobarbital, Dépakine, Dilantin…)	Inactivation de la vitamine D et diminution des réserves
Relaxants musculaires	Augmentation de la dégradation de la vitamine D3 en forme inactive.
Anticoagulants (Héparine, Calciparine…)	Perturbation du métabolisme de la vitamine D et risque à long terme d'entraîner de l'ostéoporose
Antituberculeux (Rifadine, Rimactan…)	Inhibition du métabolisme de la vitamine D avec risque de carence

Les aliments les plus riches en vitamine D

Aliment	Portion	Vitamine en UI
Anguille	100g	5 000 UI
Crevettes en conserve	100g	105 UI
Flétan	100g	188 UI
Foie de morue	100g	1760 UI
Fromage type Edam	50g	42 UI
Hareng cru	30g	255 UI
Huile de foie de flétan ou de morue*	1 gélule	40 à 80 UI
Huile de foie de morue liquide	1 c.à c.	400 UI
Lait demi-écrémé	250 ml	106 UI
Lait écrémé en poudre	250 ml	558 UI
Œuf de poule, le jaune	1	27 UI
Sardines en conserve avec les arêtes	30g	85 UI
Saumon rose cru	100g	959 UI
Sole	100g	60 UIg

* Les huiles de poisson autres que la morue ou le flétan
ne contiennent pas de vitamine D.

Notes

NOTES

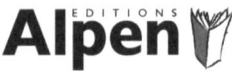
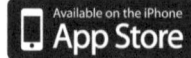
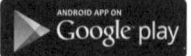